Ty Narada

Interdição Precognitiva

Ty Narada

Interdição Precognitiva

ScienciaScripts

Imprint

Cover image: www.ingimage.com

This book is a translation from the original published under ISBN 978-3-659-86696-8.

Publisher:
Sciencia Scripts
is a trademark of
Dodo Books Indian Ocean Ltd. and OmniScriptum S.R.L publishing group

120 High Road, East Finchley, London, N2 9ED, United Kingdom
Str. Armeneasca 28/1, office 1, Chisinau MD-2012, Republic of Moldova, Europe
Managing Directors: Ieva Konstantinova, Victoria Ursu
info@omniscriptum.com

Printed at: see last page
ISBN: 978-620-8-56905-1

ÍNDICE DE CONTEÚDOS

RESUMO

Para além da sua intriga natural, toda a gente já experimentou um momento precognitivo pelo menos uma vez na vida. Alguns podem atribuir as suas sensações premonitivas à influência divina, enquanto outros podem chamar-lhe sorte. Quando tantos[32] agentes da autoridade sentem que os seus palpites e pressentimentos resolveram um crime ou salvaram uma vida, o conceito de interdição precognitiva merece claramente mais tratamento.

Uma vez que o futuro ainda não aconteceu, o dilema para os cientistas tem sido: "Como é que quantificamos algo que ainda está para acontecer?" Curiosamente, é a compreensão quântica do "tempo" que acaba por responder à questão. A mecânica quântica e a ciência neurológica sugerem que a precognição é comprovável; que o estudo dos potenciais futuros pode ser retirado da ficção, da teologia e do misticismo, porque todos os dias podem ser encontrados exemplos de perceção exosensorial na natureza. Como o conhecimento avançado pode oferecer uma vantagem tática ao seu possuidor, é provável que os primeiros investidores sejam empresas financeiras sem qualquer regulamentação ou supervisão. Uma vez que o conceito de crime precognitivo surge, uma resposta legal é inevitável.

A estrutura preliminar dos potenciais precognitivos[16] existe nos sistemas experimentais de aviónica controlados pelo pensamento e nas ciências do comportamento. Os neurologistas estudam a interação do cérebro com os estímulos. A Segurança dos Transportes

Administration (TSA) introduziu agentes de deteção de comportamento para filtrar comportamentos de risco, o que constitui o primeiro passo público no sentido da interdição precognitiva.

Uma experiência universitária particularmente esclarecedora provou que a precognição existe em animais e em sujeitos pré-natais. Os militares e os laboratórios financiados pelo governo federal também efectuaram estudos precognitivos análogos para determinar o potencial precognitivo. O sector privado tem uma variação divertida.

A Teoria Unificada de Einstein aceita o potencial precognitivo e transpõe conceitos tradicionalmente reservados à religião para a ciência. As alternativas incluem realidades distópicas e uma ciência paralela chamada visão remota. O futuro da interdição precognitiva, embora intrinsecamente interligada com a mecânica quântica, depende da forma como a sociedade rejeita ou valoriza tal exploração. O verdadeiro mistério é se as pessoas escolherão acreditar ou não acreditar, ou mais precisamente: A "verdade" limita-se apenas àquilo em que as pessoas acreditam?

INTRODUÇÃO

"Não podemos quantificar o não quantificável, no entanto, quem não um 'palpite' ou um 'pressentimento' que se tornou realidade?" -- J. Z. Knight

Se um sargento de serviço perguntasse aos seus agentes durante uma chamada de serviço: "Quem é que já teve um palpite ou um pressentimento que se tornou realidade?" É muito provável que todos os agentes levantassem a mão[32]. Há momentos em que acontecimentos aparentemente aleatórios se alinham como os tambores numa fechadura - Déjà vu. *A precognição* pode ser vaga ou clara; pode resolver um crime ou localizar um objeto utilizado num crime. Pode ser uma sensação subtil de estar a ser observado ou de saber que alguém está atrás de si. Os agentes da lei admitem que *os sentimentos* e *palpites* são necessários para fazer o seu trabalho; que sem palpites intuitivos - eles estariam desconectados... *fora de contacto* com a realidade ou possivelmente mais uma estatística no noticiário da noite.[32]

O conceito de interdição precognitiva esteve enterrado na metafísica até recentemente, quando a mecânica quântica e a ciência neurológica demonstraram que o potencial precognitivo existe de facto. Ao estudar o nível espaço-temporal[1] da geometria num módulo quântico, os físicos descobriram que a informação sensorial viaja no tempo para o cérebro. Se esta afirmação for verdadeira, então o futuro deve ter um efeito causal neste preciso momento. (What The Bleep 2006)

Para manter a clareza sobre a investigação relevante, é necessário divorciar a interdição precognitiva da magia, do misticismo e da ficção científica, uma vez que as três categorias estão abundantemente representadas em muitas obras. A religião atribui a arquitetura do tempo a Deus e, embora não tenha sido premeditada para se enquadrar na visão quântica, enquadra-se. Os místicos fazem figurativamente 365 previsões sobre o caminho que um objeto irá percorrer, e depois afirmam uma precisão sobrenatural quando uma dessas previsões é correta. Os mágicos manipulam objectos para encenar ilusões que não são nem precognitivas nem clarividentes. Por mais económica ou apelativa que seja a perspetiva, o misticismo e a magia são irrelevantes.

A interpretação realista é composta por cientistas que desejam explorar a exodinâmica da perceção sensorial humana e as possibilidades que a perceção exosensorial pode conter. A intenção é aventurar-se para além da intuição, mas parar no limiar da atenuação exosensorial, que será tratada num trabalho posterior, se tal se justificar. Outras interpretações podem misturar elementos de ficção ou magia com ciência para fundamentar uma visão pessoal. De entre as muitas possibilidades, apenas a interpretação realista será seguida.

A REALIDADE JURÍDICA

Na sua interpretação mais pedestre, a "aplicação da lei" é uma *reação* à "violação da lei" e os símbolos visíveis da lei servem de dissuasores do crime. E se a aplicação da lei fosse também uma *prevenção* que pudesse interditar o comportamento criminoso, não muito diferente do objetivo das indicações e avisos dos serviços de informação? As ramificações são exponencialmente incalculáveis. Muitas invenções nascidas *em tempo de guerra* herdam uma utilização civil em tempo de paz e vice-versa. Os objectos em si não são animados, mas podem facilitar o bem ou o mal, dependendo de quem os utiliza - *o bem* e *o mal* estão no ponto de vista do observador. Parece lógico, então, que se a precognição pudesse ser usada como um impedimento ao crime, que os criminosos pudessem usar a precognição para interditar a lei. Há uma falha contextual. O crime viola as dimensões da lei, enquanto a "lei" anima o ambiente social. A lei existe em todos os contextos, apesar de o crime ignorar a lei e a lei punir o crime. A lei cria o ambiente em que a anarquia pode ocorrer. Contextualmente, o ambiente é um objeto e o movimento dentro desse ambiente é outro. É esse contraste que excita o potencial precognitivo: *A precognição* é expansiva - o crime é contrativo, e ambos permitem o bem e o mal, dependendo do ponto de vista do observador.

<u>Quando é que a precognição escapou à metafísica?</u>

Durante a idade das trevas, as pessoas asociais com presumíveis capacidades não naturais tornaram-se o arquétipo dos vampiros modernos. As capacidades não naturais envolvem geralmente uma manifestação sensorial invulgar que pode pôr em perigo a segurança de alguém se for revelada. Tais pessoas, durante o período pós-renascimento e reforma[2] , podiam ser institucionalizadas, e quem pode dizer que os objectos no universo privado de um indivíduo não estão realmente lá? Foi só com a revolução americana das drogas dos anos 60 que a PES, a telecinesia e os estados mentais transcendentais foram libertados para um debate mais objetivo. Inicialmente, a ciência rotulou todas as formas de atividade paranormal como uma *quazisciência*, porque as quazisciências são hipóteses não empíricas que são socialmente aproximadas, mas nem válidas nem inválidas de acordo com a filosofia da ciência (ou seja, a Teologia). Quando se postulou que um cérebro movido a eletricidade deveria interagir com várias formas de energia ambiente, o conceito de interação exosensorial recebeu o nome de *Psiónica.*[3] É dentro desta definição que existem os potenciais precognitivos. Os estereótipos da ficção popular retratam homens sábios que podem ver o futuro quando, na realidade, a precognição não contém nem "sabedoria" nem "experiência". A experiência torna possível a análise de tendências e a sabedoria sabe quais as tendências a evitar. É normal fazer previsões futuras com base na análise de tendências, mas as previsões futuras baseiam-se em acontecimentos passados. A precognição é diferente porque descobre factos fora das percepções convencionais do tempo e fora das técnicas de análise convencionais.

Nós somos o culminar da nossa perceção sensorial até à data."[33] Há exemplos de perceção sensorial na natureza que são considerados não naturais para os seres humanos. Se o cérebro humano recebe um estímulo para além dos parâmetros normais, essa interação é designada por *exosensorial*. Os golfinhos utilizam o sonar, os morcegos utilizam a ecolocalização e os cães ouvem sons ultra-sónicos. Há criaturas que vêem para além do espetro visual humano. As aves utilizam o campo magnético da Terra para migrar. A tecnologia experimental concebida para facilitar a exploração dos potenciais exosensoriais está a ser desenvolvida.[4] Ironicamente, há 300 anos, a sugestão de que um ser humano poderia possuir capacidades sensoriais não naturais era considerada bruxaria, como sugerem os julgamentos das bruxas de Salem.[39] Evidentemente, os condenados não conseguiram escapar ao seu destino ou à sua circunstância xenófoba.

POTENCIAL EXOSENSORIAL

O potencial exosensorial é prejudicado quando a mente está cheia de dados irrelevantes e que consomem o pensamento. Isto não significa que os seres humanos não consigam fazer várias tarefas ao mesmo tempo, apenas indica uma perda de concentração. Apesar de os potenciais exosensoriais existirem em todo o lado, é impossível atenuá-los se o potencial não for reconhecido. Ou simplesmente, "quem não vê, não pensa". Contradições, inconveniências e enganos induzem ao fracasso precognitivo e têm uma explicação neurológica. *As vias de pensamento* necessárias para expandir a consciência pré-cognitiva estão imersas num regime social estruturado que deve ser obrigado a evitar inconvenientes.[34] *As pessoas perdem a concentração a cada 6 a 10 segundos,* o que interrompe o desenvolvimento pré-cognitivo. Embora possam passar muitos anos até que a psiónica prolifere, a curiosidade científica irá sem dúvida aproximar-se e ultrapassar esse limiar no seu curso.

A interdição precognitiva não se destina a limpar a Terra de todas as infracções, mas a salvar vidas e bens antes de um crime ser cometido. Todos os dias, as pessoas desperdiçam um potencial de pensamento incalculável na anarquia. Num sentido futuro, esse desperdício poderia prejudicar uma operação de interdição precognitiva. As agências de combate ao crime já fazem esforços dedutivos extraordinários para antecipar o comportamento criminoso, mas "a intenção" de cometer um crime e a prática efectiva de um crime têm conotações jurídicas diferentes. (Lerner 2008) Alguém que pudesse prevenir precognitivamente um crime poderia tornar-se suspeito por saber do crime. É também possível que o advogado do autor interdito processe o Estado por calúnia e difamação, uma vez que não foi cometido um crime. Há debates em curso sobre o "bem que correu mal": a Quarta Emenda não se destinava a proteger a angariação de fundos para terroristas[5] *, mas protege* devido a "buscas e apreensões não razoáveis". A FISA[6] não foi criada para violar a privacidade de toda a gente, mas o Congresso decidiu que viola a 1ª, 4ª e 14ª Emendas.[25] Embora o sistema judicial americano seja forçado a navegar num rio perpétuo de semântica ambígua, o próximo passo mais prudente é descrever a dinâmica cultural em que a precognição existe.

CONSCIÊNCIA CULTURAL

A informação é influenciada pelo ambiente e pela estética cultural que inclui a língua, a religião, a arquitetura, as cortesias e os costumes que são partilhados em comum. O que pode parecer simbólico ou factual num ambiente pode ter um significado diferente noutro. Um ambiente psiónico comunica com símbolos simples, uma vez que a linguagem, as palavras e os símbolos complexos podem não ser universalmente partilhados. Num ambiente não psiónico, as pessoas usam gestos com as mãos para comunicar porque a linguagem acústica não tem significado. O desenvolvimento da psiónica baseia-se em símbolos mentais simples com uma complexidade evolutiva, tal como todas as línguas se desenvolveram.[7] A fala pode eventualmente tornar-se outra língua romântica morta[8] se a comunicação psiónica evoluir. A teoria heliocêntrica de DaVinci também foi considerada heresia no seu tempo.[35]

Seria perigoso para o sistema jurídico rejeitar a interdição precognitiva como eticamente inaplicável, porque o sector privado desenvolverá a espionagem industrial precognitiva com ou sem restrições legais. Um mercado livre ferozmente competitivo torna todas as empresas vulneráveis a todos os tipos de actividades precognitivas maliciosas. Atualmente, tais actividades não têm definição legal porque a maioria dos governos estaduais não reconhece o crime precognitivo. Emoções como "descrença" e "inconveniência" colocam a aplicação da lei numa posição impotente e precária. Uma vez que a vantagem favorece o terreno elevado,[36] pode ser prudente para a aplicação da lei contemplar o crime precognitivo em vez de descartar a possibilidade completamente.

A dinâmica cultural, numa perspetiva de recolha de informações, engloba volumes de detalhes de nuances que parecem enigmáticos para os não treinados. É o contexto emocional da comunicação não verbal que acrescenta profundidade à compreensão. É algebricamente correto que se um lado pode intercetar precognitivamente a intenção de um inimigo - então o outro lado também pode. Para além das eternas e intermináveis teorias da conspiração, os maiores governos estatais têm vindo a fazer experiências com possibilidades precognitivas desde os anos 70 para reconhecimento militar.[9] A tecnologia evoluiu para incluir sistemas de aviónica e de controlo de voo *controlados pelo pensamento*[10] que permitem aos pilotos operar o movimento das aeronaves e os sistemas de armamento apenas com o pensamento. Há uma questão neurológica subtil que pode fazer a ponte entre uma luta aérea controlada pelo pensamento e a ciência precognitiva. O segundo lugar é o primeiro perdedor ou o primeiro lugar é um palpite de sorte? A precognição pode ser compreendida examinando as suas subpartes.

VIBRAÇÃO SIMPÁTICA

Quando um estímulo é repetido com frequência suficiente, o observador fica condicionado a responder de uma determinada forma. A repetição torna-se um objeto e a familiaridade torna-se automática. No nosso mundo físico, os opostos atraem-se; homens e mulheres, norte e sul, positivo e negativo, mas nem todos os atributos físicos são polarizados dessa forma. Na teoria ondulatória,[11] *o semelhante atrai o semelhante;* demonstrado de forma mais convincente com diapasões musicais. A vibração de um diapasão fará com que outros diapasões vibrem se forem atenuados para a mesma frequência: O efeito chamado *vibração simpática* aparece precognitivamente entre os humanos quando "vibrações" desarmónicas não se misturam. Embora "sentir uma certa vibração" seja um comportamento não verbal normal, especialistas treinados para detetar vibrações comportamentais potencialmente perigosas introduziram a interdição precognitiva ao nível do solo para o público.

A TSA destacou Oficiais de Deteção de Comportamento (BDO) no início de 2007 para observar os passageiros em busca de sinais "físicos e fisiológicos involuntários" de desconforto ou medo de serem descobertos. Palavras como "definição de perfis" e "estereótipos" são enfaticamente evitadas. A exibição de tal comportamento não indica automaticamente intenção criminosa, mas pode resultar numa interação cortês por parte de um BDO para determinar um potencial de risco. Não são as perguntas que um BDO faz, mas as respostas que um passageiro dá que são significativas. Os BDOs podem detetar o engano e a dissimulação nas respostas de um passageiro com base em indicadores que não transgridam os estatutos federais de discriminação.[12] O Screening of Passengers by Observation Technique (SPOT) utiliza o reconhecimento e a análise de comportamentos não intrusivos para identificar reacções físicas e fisiológicas involuntárias exibidas quando um indivíduo não quer ser descoberto. O SPOT ajuda a isolar o comportamento de risco do comportamento devido a irritação ou incómodo. (TSA 2008) "As avaliações de análise comportamental realizadas através do exame da exibição de grupos de comportamentos específicos são provavelmente o meio mais preciso de determinar a deteção num indivíduo." (Kozak 2008)

O "comportamento de risco" pode ser uma reação frustrada a circunstâncias inconvenientes, no entanto, as BDOs também evitaram graves perdas de vidas e bens ao interceptarem criminosos procurados e ao interromperem planos terroristas. A dinâmica imprevisível das BDOs torna-se um obstáculo que os terroristas não podem manipular nem derrotar. (TSA 2008)

Desde a criação do DHS, a TSA recorda diariamente aos agentes de controlo que devem confiar nos seus "palpites" e "pressentimentos", que em muitas ocasiões descobriram artigos perigosos sem a assistência rotineira de equipamento de deteção. (TSA 2008) A imprevisibilidade dos procedimentos guiados por computador acrescenta uma outra dinâmica que os terroristas não podem manipular. Embora a palavra "precognitivo" não apareça em lado nenhum na TSA, os céus da América estão protegidos por uma força de rastreio de 50.000 membros que confia nos seus "palpites" e "pressentimentos" como procedimento de rotina. Talvez nenhuma agência conduza mais ostensivamente a interdição precognitiva do que a TSA, mas não existem provas de boa-fé que sustentem essa afirmação.[13] Uma sinergia perfeita entre pessoal e máquinas mistura a precognição com instrumentos altamente sensíveis que podem detetar perigos intuitivos e não-intuitivos.

A aérea El Al tem a reputação de estabelecer os padrões da indústria em matéria de segurança da aviação e utiliza métodos de interrogatório sofisticados que, do ponto de vista jurídico, são demasiado pesados para serem copiados por outras companhias aéreas.[14] Levaram a ciência comportamental para o nível seguinte com técnicas de deteção intuitivas alargadas. Os seguranças à paisana fazem "perguntas demoradas e superficiais" para filtrar as respostas evasivas. Com tantos inimigos destinados a destruir Israel, não é surpreendente que a El Al exceda a maioria das referências de segurança aérea, abordando a interdição precognitiva com grande seriedade. Poucas horas depois do 11 de setembro, companhias aéreas de todo o mundo começaram a telefonar ao presidente da El Al, pedindo conselhos sobre como lidar com as ameaças à segurança aérea. A El Al é a única companhia aérea que coloca toda a sua carga em câmaras de descompressão antes da descolagem, porque pelo menos 10 aviões foram destruídos por IEDs barométricos. (Isreal Insider 2001)

INTUIÇÃO

A intuição é uma filtragem holística da informação adquirida pelos sentidos primordiais e está diretamente relacionada com a sobrevivência. Existem inúmeras teorias que vão desde o desprezo absoluto até à intervenção dos anjos. Uma teoria acredita que a precognição existe juntamente com a intuição e o instinto. (e-zine Articles 2008) (Digital Media 2008) A capacidade de ver para além de informações estranhas é ignorada porque a mente pode acreditar no que quiser. A ausência de factos, por exemplo, não nega a sua existência. Os acidentes de viação exemplificam a ausência de factos - o facto de um condutor não ter visto o outro veículo não retira a existência do outro veículo, mas as pessoas planeiam as suas vidas em torno da ausência de factos e da incerteza todos os dias. A única qualidade que toda a vida partilha em comum é o *tempo*, sendo o tempo uma dinâmica fundamental da precognição - o futuro não está escrito e o passado é irrecuperável. A perspetiva de futuro de uma pessoa não tem mais ou menos validade do que a perspetiva de futuro de outra pessoa, uma vez que nenhuma delas ocorreu. Isto significa que, algures na equação, tem de existir fé no desconhecido. O amanhã ainda não aconteceu, mas ninguém discute o nascer do sol. Se o conhecimento do futuro pode ser aprendido intuitivamente, como pode a ciência provar que a precognição existe se a prova necessária ainda não ocorreu ou se é apenas um palpite de sorte?[40]

A convenção utiliza palavras como *fé*, uma vez que a terminologia científica concisa ainda está a ser desenvolvida. Este "handicap" etimológico poderia esclarecer a razão pela qual *o medo é um assassino do espírito*[15] que substitui instantaneamente as incógnitas pré-cognitivas por superstições à mão.

O conceito de fé tem um némesis tático chamado desinformação: É verdade... ou não é ? À medida que a informação intuitiva se torna menos obscura, a mente intuitiva pode concetualizar potenciais futuros, cujo ato é precognitivo. Se o conceito fosse objeto de engenharia inversa - *a crença poderia transmitir realidade.* Uma transliteração Zen - à medida que a vantagem melhora, os obstáculos são reduzidos.[37]

Se se pode provar que a mente humana é precognitiva - de que vale a *prova* se ninguém acredita nela? A crença é uma escolha. O facto de as pessoas discutirem é uma prova clara de que as pessoas não concordam, mas ninguém é um vilão na sua própria mente. A capacidade precognitiva pode ser tão normal quanto a intuição, exceto que os símbolos precognitivos não são reconhecidos e, portanto, são descartados. Esses símbolos, sob a forma de acontecimentos, podem não ser de todo aleatórios. (Digital Media 2008) Se a informação sensorial ambiente está em todo o lado, "como pode a perceção humana ser calibrada para a reconhecer?" Retoricamente, a informação exosensorial deve ser ignorada porque ninguém sabe como aceder a ela? Foram realizadas experiências a nível académico para responder a esta questão:

Estudantes de Parapsicologia da Universidade de Cornell exploraram o processo de cognição anómala para provar que o estímulo subliminar ao nível inconsciente é precognitivo e não psicocinético. A experiência intitulada "habituação precognitiva" foi concebida para observar *psi* com instrumentos que pudessem ser reproduzidos por experimentadores "cépticos". O estudo levantou a hipótese de que a exposição repetida a um estímulo pode *voltar no tempo* para influenciar a excitação consciente.

(DBEM 2003) Quanto mais frequentemente os indivíduos eram expostos a um estímulo, mais gostavam dele. A descoberta idiomática com esta experiência é a separação entre precognição e psicocinese; esta última é a ESP da variedade comum. A terminologia é tão importante que só quando a ciência inventou a palavra "psiónica" é que o assunto foi finalmente levado a sério.

Somos o que somos, por causa do que fomos" - o que sugere que "O melhor preditor do comportamento futuro é o comportamento passado". (Blough 2008) Na experiência de Cornell, os ratos expostos a selecções musicais de um compositor clássico demonstraram uma preferência acentuada por novas selecções do mesmo compositor. Quando a experiência foi realizada com ovos de galinha, os pintos que nasceram preferiram as frequências que tinham ouvido no período pré-natal e seguiram a fonte sonora sempre que esta foi movida. Este efeito, denominado "Efeito Moulton"[17], demonstra que a influência subliminar pode interromper conscientemente o instinto primordial. Num contexto evolutivo, a capacidade de antecipar o perigo é evidenciada pela nossa existência atual. De uma perspetiva utópica, "Não faria sentido que os humanos fossem precognitivos, sendo descendentes de Deus?" (DBEM 2003) A experiência da habitação precognitiva (PH) cumpriu os padrões científicos para fornecer provas de que a precognição é uma qualidade humana viável e integral. A mente inconsciente prefere a familiaridade, quer esteja consciente disso ou não.

PRECOGNIÇÃO

A precognição é um aspeto do inconsciente, não limitado pelo espaço e pelo tempo. Ela tem acesso a informações sensoriais na forma de sonhos, flashes e sentimentos não reconhecidos pela mente consciente. A questão não é: "será que possuímos precognição?", mas sim "como é que desenvolvemos a capacidade precognitiva que já temos?" (Ultramind 2008) A investigação mostrou que aproximadamente 85% das experiências precognitivas[18] envolvem normalmente relações íntimas próximas, mas podem incluir estranhos. (Digital Media 2008) Há momentos em que a precognição pode ter alterado o curso da história. Sir Winston Churchill revelou em My Darling Clementine[19] que sentiu uma urgência inexplicável de se sentar no lado oposto do veículo imediatamente antes de uma viagem de carro... ele *nunca* se sentou nesse lado. Durante a viagem, o seu veículo atropelou uma bomba - Churchill acreditava que o seu "palpite" lhe tinha salvado a vida nesse dia e não a sorte. (Ultramind 2008) A sorte é popularmente interpretada como adivinhação, enquanto um palpite sugere precognição. Embora alguns acreditem que os impulsos para se desviar da rotina têm uma origem divina, será que a precognição se limita apenas aos seres humanos?

Cleve Backster ligou plantas a um instrumento poligráfico para medir as suas reacções quando cortava folhas e ramos e mutilava as partes cortadas numa sala diferente. Através de muitas experiências diferentes, Backster concluiu que as plantas podiam *sentir* o que estava a acontecer às suas partes cortadas à distância. (Smith 2005) Backster estudou como plantas geograficamente separadas podiam perceber e reagir a condições adversas vividas por outras plantas. Utilizou o sensor de reação galvânica da pele do polígrafo para medir as alterações eléctricas emitidas pela planta.[38] (Kozak 2008) Ao contrário das plantas, os animais podem exibir sinais de tristeza, lealdade e perda que são mais familiares aos seres humanos. Como os animais não têm um lobo frontal, não se desviam dos padrões instintivos que são facilmente previsíveis. É o lobo frontal dos seres humanos que lhes permite desviarem-se do instinto. Estes desvios atípicos mantêm a comunidade psiquiátrica em atividade. Uma anomalia comportamental especialmente curiosa deve ser descrita.

Existe uma condição notória chamada "*psi-misser*", mais popularmente conhecida como *um perdedor nato.* Os executivos de negócios pedem conselhos ao seu psi-misser residente, e depois fazem exatamente o oposto com resultados altamente bem sucedidos. Os psi-missers não são informados da sua duvidosa aclamação para manter o seu erro de julgamento imaculado. Os "psi-missers" poderiam sentir-se ridicularizados ou abusados se o objetivo de tais consultas fosse exposto. (Ultramind 2008) Um decisor intuitivo baseia-se habitualmente em informações precognitivas e tem normalmente um papel dominante num determinado ambiente. Um executivo que não consiga traçar com exatidão o rumo de uma empresa não será um executivo durante muito tempo. Tal como acontece com qualquer talento especial, é necessário praticar e repetir até que a confiança se torne automática. Dado que a sociedade não contesta as generalizações mundanas sobre a atividade precognitiva, é apropriado abordar o menos mundano e entrar no mundo científico. Alguns físicos quânticos acreditam que uma forma mais elevada de inteligência existe ao nível do vácuo da matéria. Sugerem mesmo que "as nossas mentes colectivas" estão co-localizadas no mesmo espaço. Uma coisa tão grande, mergulhada numa coisa tão pequena, deve ter uma explicação fantástica. E tem...

INQUÉRITO CIENTÍFICO

O cérebro humano processa quatro biliões de bits de informação por segundo, enquanto a consciência processa apenas 2.000 bits por segundo.[20] Isto significa que por cada centelha sináptica da consciência - há 2.000.000 de centelhas correspondentes no fundo inconsciente. *A realização* ocorre quando absorvemos algo novo. (What The Bleep 2006) A cada momento, o cérebro humano filtra informação sensorial específica e ignora o excesso de informação por hábito. O cérebro regista a maior parte do que absorve, embora não tente reconhecer conscientemente tudo o que sente. O maior desafio para o estudo científico tem sido a natureza espontânea e aparentemente incontrolável da precognição. A precognição e a intuição são habilidades humanas naturais necessárias para a sobrevivência. A prova mais convincente de que os seres humanos desenvolveram a capacidade de antecipar a mudança é a sua existência atual. (Digital Media 2008) Uma vez que a precognição se sobrepõe a ciências inter-relacionadas, a mecânica quântica tem sido capaz de ligar o potencial precognitivo ao nível do vácuo da matéria com resultados surpreendentes: A teoria quântica afirma que ondas de possibilidades existem em todos os lugares onde o observador não está olhando, e que o "ato de observação" colapsa a função de onda.[21] Os físicos têm encenado a experiência de colapso de onda repetidamente com o mesmo resultado. Ao nível do vácuo da matéria, o mundo é um organismo que se estende no espaço e no tempo. A demonstração do colapso de ondas excede a perceção científica comum ao aplicar potenciais abstractos da teoria unificada de Einstein. (What The Bleep 2006)

A teoria unificada de Einstein apoia inerentemente a precognição e teoriza que a espiritualidade humana deriva de um sentido de unidade - o acesso epistémico ao futuro não é uma mera possibilidade, mas uma realidade quântica. A ligação entre a ciência neurológica e os princípios teológicos básicos inspirou teorias de que a interdição precognitiva poderia tornar-se tão tangível como os sistemas de controlo de voo guiados pelo pensamento.

Na mecânica quântica, uma partícula pode existir em 3.000 lugares e, inversamente, dois lugares no espaço podem ser o mesmo.[22] Em termos quânticos, esses 3.000 lugares são também chamados potenciais. Ao mais profundo nível sub-nuclear e fundamentalmente - "as nossas mentes estão co-localizadas". Esta teoria deriva da observação de que o núcleo e os electrões de um átomo entram e saem da existência, o que leva os físicos a perguntarem-se para onde vai a matéria quando não está aqui. (What The Bleep 2006) Um aspeto da teoria unificada de Einstein, o "*emaranhamento*", afirma que dois objectos idênticos reagirão instantaneamente da mesma forma, independentemente do local do universo onde se encontrem. (What The Bleep 2006) Até que a terminologia do nível de vácuo seja padronizada, pode-se dizer que *a realidade* está na Mente de Deus, e cada indivíduo é uma centelha. Na mecânica quântica, a humanidade faz parte de um organismo maior, enquanto na ciência convencional os seres humanos são máquinas.[23] (What The Bleep 2006) Em comparação com a ciência convencional, a mecânica quântica tem alguns paralelos imprevistos e estranhos com a teologia, o que confunde mais os teólogos do que os físicos quânticos.

Foram realizados estudos exaustivos sobre a forma como os pensamentos humanos podem afetar a ligação das moléculas de água. Os resultados são convincentes. A água é o componente mais importante da vida e, no entanto, *os pensamentos* podem conferir uma qualidade positiva ou negativa à estrutura da água.[24] Quando se pediu aos monges budistas que rezassem sobre uma poça de água, os cientistas registaram uma reestruturação incontestável das moléculas de água. As moléculas tornaram-se menos caóticas e assumiram um padrão simetricamente agradável . Quando palavras específicas foram escritas numa garrafa, as moléculas de água reestruturaram-se num padrão que mais se aproximava da palavra. Considerando que os seres humanos são maioritariamente compostos por água - os "pensamentos" prejudiciais e úteis, neste contexto, podem afetar diretamente a fisiologia humana. (What The Bleep 2006) Se pensamentos focados pudessem perturbar a fisiologia de um inimigo, não poderiam ambos os lados utilizar a psiónica como arma? Exemplos de abastecimentos de água estrategicamente contaminados levaram campanhas militares a um final vitorioso. Imagine uma guerra futura em que os combatentes não precisem de interagir fisicamente com o abastecimento de água do inimigo para o contaminar. O poder de curar também pode matar.

A precognição conceptualiza o que ainda não ocorreu com base na teoria de Einstein de que o tempo não é absoluto. O tempo é uma onda desacelerada que permite a absorção sensorial e a aprendizagem. Se o cérebro projecta a informação para trás no tempo e a interdição precognitiva pode tornar-se uma ciência de combate ao crime passível de ser aprendida, quais são as ramificações? Dadas as inúmeras protecções concedidas aos criminosos e as inúmeras vias para o ensacamento de areia legal, a interdição precognitiva pode tornar-se mais uma vítima pedante antes de se tornar realidade. Lobbies pagos para assassinar a pesquisa precognitiva poderiam surgir para esconder as actividades ilícitas dos seus patrocinadores. Segredos prejudiciais poderiam ser obtidos precognitivamente para acertar contas entre rivais. Atualmente, quase todos os exemplos pesquisáveis de "eu bem te disse" foram caprichosamente descartados como um palpite de sorte. Uma única exceção é que alguns departamentos de polícia recorreram a médiuns altamente respeitados para localizar provas forenses e encontrar vítimas de crimes desaparecidas.[41] Há realidades alternativas a considerar também.

GESTÃO GENÉTICA

Na Teoria da Gestão do Genoma de Keenen, os cromossomas e os genes do ADN podem revelar a propensão de um indivíduo para a doença, a orientação sexual e a criminalidade, permitindo a interdição antes do aparecimento de uma doença. Numa aplicação de aplicação da lei, as condições indutoras de crime, como o alcoolismo e a toxicodependência, têm indicadores de ADN que podem orientar os terapeutas para aconselhar os geneticamente afectados antes de ocorrer o primeiro abuso de substâncias ou crime. (Keenen 2008) A gestão genética permitirá gerir as escolhas de vida de um indivíduo antes que os efeitos de escolhas erradas possam ocorrer. As diretrizes de aconselhamento e formação podem ser criadas desde o nascimento da criança. Existem conotações orwellianas[26]: Uma vez que os códigos indesejados possam ser removidos de uma hélice de ADN, de modo a que todas as crianças sejam inteligentes e fisicamente irrepreensíveis, a predestinação profissional poderia resultar e as transcrições genéticas poderiam ser exigidas nos currículos para separar os puros-sangues dos rafeiros. É a ciência neurológica e genética que acaba por criar uma polícia do pensamento para gerir esta realidade alternativa em que a interdição precognitiva não só seria normal, como seria um imperativo social.

VISUALIZAÇÃO REMOTA

O Instituto de Investigação de Stanford (SRI) contratou Puthoff e Targ para realizar 154 experiências, incluindo 26.000 ensaios individuais com 227 indivíduos, entre 1973 e 1988. Na década de 1970, Mumford, Rose e Goslin decidiram determinar se a visão remota poderia ser aplicada para fins de inteligência nacional. (FAS 1995) A CIA não ficou impressionada com Puthoff e Targ e interrompeu o financiamento. A aventura subsequente no estudo precognitivo foi facilitada pelo Major Paul H. Smith, que escreveu com autoridade sobre a *perceção psicoenergética*, mais popularmente conhecida como visão remota (VR). Em 1986, a Agência de Inteligência da Defesa (DIA) financiou Smith para escrever um manual de "visão remota" baseado na pesquisa do Sr. Ingo Swann. Em teoria, um observador remoto detecta uma linha de sinal no nível alfa inconsciente que envia uma sobreposição analítica para o sistema nervoso autónomo. O processo de receção é o equivalente neural a uma onda portadora de rádio e consiste em informação tangível e intangível sobre um objeto alvo. (Remote Viewing 1986) *Os micro-comportamentos* têm um significado crucial no processo de deteção de RV onde o sensorium[27] no cérebro traduz informação bioeléctrica ótica e imaginária em memória sináptica onde uma imagem pode ser descodificada pela mente. (Remote Viewing 1986) As primeiras experiências de RV não se destinavam a ver o passado ou o futuro - o objetivo era ver objectos num local remoto para fins de recolha de informação. Como a agência patrocinadora exigia 100% de precisão de cada vez, a visão remota foi considerada insatisfatória e o projeto foi encerrado. (Smith 2005) Recentemente, descobriu-se por acaso que experiências anteriores de RV que se pensava terem falhado, tinham descrito com precisão objectos que existiam em períodos de tempo anteriores. Esta descoberta ajustou significativamente a taxa de sucesso dos testes anteriores e provou que a perceção psicoenergética funciona quando o tempo é tido em conta.[28] A física quântica já postula que as assinaturas de energia dentro do espaço-tempo são visíveis e que a mente inconsciente pode ver esses objectos independentemente de onde se encontram no passado, presente ou futuro.[29] Os investigadores também teorizaram que um *sentido psíquico* pode detetar mudanças no futuro, tal como os outros cinco sentidos detectam mudanças no ambiente. (FAS 1995) Devido à sua recente descoberta, a acentuação do (sexto) sentido psíquico não é uma ciência exacta.

Os neurologistas afirmam que cerca de 90% do cérebro não é utilizado - talvez o estudo continuado da psiónica tenha a chave que acabará por desbloquear os 90% desconhecidos. Toda a ciência tem um começo... e um fim.

INFALIBILIDADE

O esforço humano é marcado pelo fracasso e glorificado quando o homem tem sucesso. Todos os conceitos experimentais falham nas primeiras fases de exploração. A manipulação precognitiva não é bem sucedida em 100% das vezes. A aplicação da lei não funciona 100% das vezes. O governo dos EUA explorou o potencial precognitivo sem entender completamente a dinâmica quântica do tempo ou a dinâmica ainda a ser identificada. A agência federal patrocinadora queria que o potencial precognitivo se ligasse como um interrutor de luz e obtivesse resultados 100% sem falhas. A prioridade máxima durante a guerra fria era localizar e identificar os laboratórios soviéticos e a tecnologia de armas experimentais para que os EUA pudessem combater qualquer ameaça em desenvolvimento. Muitas experiências de RV analisadas após a guerra fria foram confirmadas como exactas pelos próprios técnicos russos. (Smith 2005) Foram as diretivas da inteligência forçada, incompatíveis com a ciência incipiente, que encerraram o projeto e não a investigação. As entidades não governamentais e as empresas mantêm a sua investigação precognitiva em segredo para evitar problemas legais. Se tal pesquisa estivesse disponível publicamente - não seria um segredo. Ao manter o status quo de que a precognição não existe, não há necessidade urgente de negar nada. Quem desenvolver a precognição primeiro terá a mesma vantagem tática de uma metralhadora moderna contra uma tribo de Neandertais. A comunidade forense, se não outra, poderia se beneficiar da contínua pesquisa precognitiva.

O rito de passagem tradicional para o conhecimento científico é que os métodos usados num laboratório podem ser replicados em qualquer outro laboratório.

Curiosamente, essa norma foi negada à investigação precognitiva e abruptamente interrompida. Provas *prima facie* geralmente justificam o financiamento de actividades menores, mas a investigação precognitiva foi interrompida numa altura em que os resultados eram favoráveis. Como a perfeição não pôde ser alcançada, os críticos chamaram-na de fracasso. (FAS 1995) É possível que a pesquisa tenha sido interrompida publicamente como uma forma de desinformação para evitar a curiosidade estrangeira. A DARPA[30] retomou algum tipo de investigação precognitiva sugerida na sua página de recrutamento em linha, mas os pormenores são devidamente ocultados no interesse da segurança nacional.

À medida que o mundo se torna cada vez mais complexo, uma compreensão mais profunda do potencial precognitivo poderia acelerar as soluções e reduzir os motivos de conflito a vários níveis. É o nível da interdição criminal que se tornaria o principal beneficiário de um estudo continuado. A história está repleta de heróis que saltam de mãos vazias para a escuridão para superar probabilidades assustadoras. Pode ser um sentido precognitivo de potenciais futuros que abre a porta a todas as aventuras, só que a palavra tradicionalmente usada para o descrever é "esperança".

CONCLUSÃO

O lobo frontal do cérebro humano permite que os indivíduos mudem de ideias. Enquanto os animais funcionam por instinto, os humanos podem escolher não sobreviver. A ciência provou que a consciência dirigida pode afetar o nível de vácuo da física e que a mente transmite informação para trás no tempo. A questão não é se a interdição precognitiva é possível, mas se "as respostas podem ultrapassar as nossas limitações sociais". (What The Bleep 2006) Carl Sagan teorizou que todas as civilizações no universo acabam por atingir um limiar de fusão e ou sobrevivem ao seu rito de passagem ou aniquilam-se.[31] A única arma necessária para inibir a capacidade precognitiva é a *descrença,* mas a descrença não refuta nada. Se a interdição precognitiva facilita a paz mundial ou evolui para uma polícia do pensamento, depende dos objectivos da sociedade: "Estamos tão hipnotizados pela sociedade que os nossos desejos podem nunca vir à superfície." (What The Bleep 2006) Muitas ideias benévolas foram bloqueadas por uma mentalidade letárgica do status quo ou por causa de uma ameaça económica a uns poucos privilegiados.

Cada novo paradigma parece perfeito para os seus criadores, que se esquecem de que todos os paradigmas da história foram substituídos. Novos dados forçam a mudança. A investigação precognitiva futura incluirá, sem dúvida, a dinâmica do tempo para obter resultados menos ambíguos. (FAS 1995) Na mecânica quântica, o acesso epistémico ao futuro é comprovável.

A questão que permanece é: "Será que o conhecimento do futuro anula o objetivo do tempo?" A resposta é refractiva. O conhecimento do futuro *transcenderia* as fronteiras do tempo, tal como o conhecimento de uma 4ª dimensão alteraria inevitavelmente o paradigma atual. *O acesso epistémico* ao futuro significa exatamente o que as palavras implicam. A sociedade está a criar esse futuro aqui e agora. A verdadeira ironia é que é preciso magia para acreditar nisso.

NOTAS FINAIS

1 O espaço-tempo é um modelo tetradimensional que representa três dimensões conhecidas e o tempo como quarta dimensão, também conhecido como "o continuum espaço-tempo". Ver também a nota 28.

2 O período da Reforma do século XVI lançou as bases para as revoluções sociais e as lutas pela independência em toda a Europa. O Renascimento do século XIV assinala uma súbita explosão de artes distintas, realizações intelectuais e avanços científicos que reformaram o governo, os direitos, a religião e a riqueza. (Wise Geek 2003)

3 Psiónica - é a definição científica de "exosinapse acentuada", em que um cérebro movido a eletricidade pode induzir ESP, telepatia, cinesia, cinética e FX, anteriormente designados como parasciências.

4 A Agência de Projectos de Investigação Avançada da Defesa (DARPA) desenvolve plataformas experimentais para novas tecnologias que podem incluir a exploração precognitiva. Alguns acreditam que a deteção precoce de terroristas será possível com base na tecnologia da DARPA.

5 As organizações para eliminar a angariação de fundos para o terrorismo têm sido ineficazes contra lobbies mais bem financiados, como a ACLU, que luta para proteger os direitos dos angariadores de fundos para o terrorismo. A ACLU organiza um Lobby Day anual com guias do Capitólio "no Capitólio" para ajudar os participantes e defendeu o direito do Partido Nazi Americano de incendiar a sede da ACLU em Nova Iorque.

http://www.theonion.com/content/node/39182

6 A Lei de Vigilância da Informação Estrangeira (FISA) - foi criada para ajudar a comunidade de informação a penetrar nas comunicações dos terroristas. A ACLU fez pressão junto do Congresso para suspender a FISA com base no facto de a FISA violar as 1st, 4th e 14th Emendas; encorajar a espionagem doméstica e indemnizar as empresas de telecomunicações que participaram. O projeto de lei S-2248 dissolveu a FISA em 12 de fevereiro de 2008.

A FISA é precedida pelo Comité Church, que publicou 14 relatórios sobre a formação dos serviços secretos dos EUA em 1975-76, alegando abusos de poder. Esta foi uma época tumultuosa da história americana: Watergate, Vietname e alegações de que a CIA estava a assassinar secretamente líderes estrangeiros e a recolher informações sobre cidadãos americanos. 50.000 páginas foram desclassificadas ao abrigo da Lei de Recolha de Registos do Assassinato de JFK de 1992.

7 Excluindo a Torre de Babel, a *teoria* nativista sugere que as crianças estão geneticamente predispostas à linguagem, enquanto a teoria *sociocultural* sugere que a linguagem se desenvolve na zona de desenvolvimento proximal da criança.

8 Os dialectos neolatinos já não são falados e há quem sugira que o gaélico também está a morrer.

9 Após o fim da Guerra Fria, foi revelado que as instalações subterrâneas soviéticas secretas, que se pensava serem instalações de investigação de armas avançadas, eram na realidade laboratórios de perceção psicoenergética concebidos para subverter as experiências americanas com visão remota. Paul H. Smith descreve toda a saga em Reading the Enemy's Mind, Inside Star Gate. (Smith 2005).

10 Os sistemas aviónicos controlados pelo pensamento estão a ser desenvolvidos na divisão de interface de sistemas de eficácia humana do Laboratório de Investigação da Força Aérea, na Base Aérea de Wright-Patterson, Ohio. As fugas de informação sobre este projeto podem ter inspirado o filme Firefox, de 1982, da Warner Brothers, em que Clint Eastwood rouba um avião de combate supersónico de fabrico soviético equipado com sistemas de armas guiadas pelo pensamento e o entrega aos EUA.

11 Em física e química, a dualidade das partículas é o conceito de que toda a matéria exibe propriedades *ondulatórias* e propriedades *particulatórias*, conhecido como teoria ondulatória.

12 O Código dos Estados Unidos contém 26 secções sobre direitos civis, igualdade de direitos e discriminação. As leis estaduais também proíbem a discriminação em todos os critérios possíveis.

13 Embora os memorandos da TSA nem sempre contenham a indicação "Informações sensíveis em termos de segurança", espera-se que os agentes de controlo da TSA respeitem a confidencialidade e a ética do senso comum.

14 A maior sensibilização de Israel para as questões de segurança obriga a El Al a não dar prioridade às "acções afirmativas", aos direitos civis e às considerações culturais a que as transportadoras americanas estão legalmente obrigadas.

15 "O medo é o assassino da mente", de Dune, de Frank Herbert. Atribui-se a FDR a frase "A única coisa que temos a temer é o próprio medo" no seu discurso inaugural de 1944.

16 Na teoria quântica, os ***potenciais*** futuros (com o "s") são uma expressão

quantitativa que indica possibilidades exponenciais; sem o "s", a expressão tem um significado retórico.

17 Dr. William Moulton Marston, cujo modelo de comportamento humano integrado na tecnologia influenciou a experiência de Cornell PH. Moulton criou a personagem de banda desenhada Mulher Maravilha e é conhecido pela sua ênfase nas questões femininas.

18 Compreender o comportamento excêntrico de um indivíduo pode explicar porque é que a precognição *parece ser* mais forte nas relações íntimas. Os padrões de comportamento são analíticos e não precognitivos.

19 My Darling Clementine, de Jack Fishman, é a história de Lady Churchill com uma introdução de Eleanor Roosevelt, publicada em 1963.

20 As operações cognitivas têm velocidades de relógio diferentes, consoante os recursos neuronais e os sentidos utilizados: Um cérebro adulto contém aproximadamente 100 mil milhões de células cerebrais; um único neurónio dispara uma vez em cada 5 milissegundos ou cerca de 200 vezes por segundo. Cada neurónio está ligado a 1.000 outros. 100 mil milhões de neurónios x 200 disparos por segundo x 1.000 ligações = 20 milhões de mil milhões de cálculos por segundo.

21 Um exemplo fascinante de "colapso da função de onda" é apresentado em What the Bleep do We Know? Down the Rabbit Hole, Quantum Edition - ver bibliografia.

22 A sobreposição quântica contém todas as possibilidades; as ondas que se manifestam dependem do observador. Os objectos são co-localizados quando vários observadores observam o mesmo objeto, ou seja, o ponto de vista do observador.

23 As funções biológicas são por vezes explicadas em termos mecânicos para maior clareza.

24 O estudo do Dr. Masaru Emoto sobre a água prova que os pensamentos e os sentimentos ligam a mente à matéria; apresentado de forma convincente em What the Bleep do We Know? e pesquisável nos arquivos on-line de Emoto.

25 A 1ª primeira Emenda protege a liberdade de informação, de expressão e o direito de petição, enquanto a 4ª quarta Emenda protege contra buscas e apreensões não razoáveis. A 14.ª Emenda garante a todos os cidadãos um processo justo e a igualdade de proteção, tendo sido ratificada em 9 de julho de 1868, durante a era da reconstrução.

26 A palavra "orwelliano" deriva de 1984, de George Orwell, e de Admirável Mundo Novo, de Aldous Huxley. Ambos são representações distópicas de uma existência controlada pelo Estado popularizadas pelo sensacionalismo dos media.

27 O sensorium é o local onde a sensação física é registada na massa cinzenta do cérebro e, por vezes, refere-se a todo o aparelho sensorial do corpo.

28 Itzhak Bars, da UCLA, teoriza que existem duas dimensões de tempo em quatro dimensões físicas, num total de seis dimensões. Ele chama a isto "física de dois tempos". O canal Discovery transmitiu um segmento sobre visão remota baseado no envolvimento de McMoneagle no projeto StarGate, onde experiências que se pensava terem falhado tinham, de facto, visto objectos que existiam num tempo anterior.

29 O Dr. Simeon Hein afirmou que a mente inconsciente pode aceder a uma matriz onde existem o passado, o presente e o futuro; é conhecido pelos seus estudos sobre

a ressonância e o paranormal.

30 A DARPA é a Agência de Projectos de Investigação Avançada da Defesa - os seus produtos não estão disponíveis ao público.

31 O Dr. Carl Sagan popularizou a ciência na sua minissérie de 13 episódios, Cosmos. Foi dele a ideia de anexar uma mensagem aos extraterrestres nas sondas espaciais Pioneer 10 e Voyager.

32 Lerner discute o ceticismo judicial dos palpites da polícia no seu artigo Reasonable Suspicion and Mere Hunches (Suspeita Razoável e Meros Palpites), no qual valida definitivamente o uso rotineiro de palpites por parte dos agentes da polícia e a resposta legal contraproducente. Embora a palavra "precognitivo" nunca seja utilizada, o trabalho de Lerner exige claramente respostas que a investigação precognitiva pode ajudar a validar. (Lerner 2008)

33 "Somos o culminar da nossa perceção sensorial até à data." Ty Narada disse ao Dr. Mac Groves durante uma discussão sobre o método de atuação de Stanislavski. "A verdadeira arte de *atuar* é ser capaz de mudar os estados de espírito à vontade." Narada substituiu uma palavra da fonte original, "A verdadeira arte da *magia* é ser capaz de mudar os estados de espírito à vontade", de The 21 Lessons of Merlyn por Douglas Monroe.

34 Data Smog, de David Shenk, descreve o efeito que o TechnoStress e o "excesso de informação" têm na sociedade. Shenk contrasta a típica arregimentação social com ambientes radicais livres saturados de dados.

35 Leonardo da Vinci (1452-1519) baseou a sua teoria heliocêntrica, segundo a qual

o mundo girava em torno do Sol, no livro de Nicolau Copérnico As Revoluções das Esferas Celestes, publicado em 1543, no qual Copérnico teoriza sobre o movimento planetário.

36 "Geralmente, o exército prefere o terreno alto e não gosta do terreno baixo,..." escrito como um verso filosófico na Arte da Guerra de Sun Tzu. Niccolò Machiavelli também escreveu a Arte da Guerra, que inspirou futuros teóricos militares. Ambas as obras são consideradas epistemologicamente relevantes para os manuais de campo tácticos modernos.

37 Zen é uma palavra japonesa derivada da teologia budista e atribuída a Hui- neng, que morreu em 713 d.C. na China. O Zen apresenta expressões abstractas enigmáticas e existenciais, por exemplo, "Para que o verdadeiro venha, o falso deve partir", e está associado ao símbolo Yin-Yang. É a construção mecânica que foi transliterada.

38 Curiosamente, Michel Kozak conhece pessoalmente Cleve Backster e ofereceu-se para arranjar uma entrevista telefónica para Ty Narada. Cleve Backster é um amigo pessoal do autor Paul H. Smith que é um dos amigos de Narada. Smith esteve diretamente envolvido no programa de espionagem psíquica da América e tem contacto direto com muitos investigadores proeminentes em campos psíquicos inter-relacionados. Kozak e Narada são antigos alunos da Universidade de Tiffin.

39 Os Julgamentos das Bruxas de Salém foram uma série de audiências perante magistrados locais, seguidas de julgamentos em tribunais de condado para processar pessoas acusadas de bruxaria nos condados de Essex, Suffolk e Middlesex do

Massachusetts colonial, entre fevereiro de 1692 e maio de 1693. Mais de 150 pessoas foram detidas e encarceradas, havendo ainda mais acusados que não foram formalmente perseguidos pelas autoridades. http://www.salemwitchtrials.com

40 Confrontado com provas documentais de que o embaixador australiano na ONU, John Dauth, avisou o presidente do AWB, Trevor Flugge, da invasão do Iraque com um ano de antecedência, observando corretamente que, mesmo que os inspectores de armas fossem readmitidos, isso só produziria um breve atraso, a resposta do DFAT é dizer que foi apenas um palpite de sorte. http://www.abc.net.au/news/newsitems/200611/s1795577.htm

41 A médium Etta Smith foi tão precisa ao encontrar o corpo de uma enfermeira desaparecida que a Polícia de Los Angeles a acusou de homicídio, mais tarde retirado após a autópsia. Ver casos semelhantes em: http://www.victorzammit.com/articles/psychicdetectives.html

BIBLIOGRAFIA

Bem, Daryl J. Professor de Psicologia, Universidade de Cornel.

46ª Convenção Anual da Associação Parapsicológica. *Habitação Precognitiva: Evidência Replicável de um Processo de Cognição Anómala*

2 de agosto de 2003 http://dbem.ws/Related Websites.html (acedido em 5 de junho de 2008)

Blough, Scott, Prof. Escola de Justiça Criminal, Universidade de Tiffin *Numa mensagem eletrónica escrita a Ty E. Narada.* 25 de abril de 2008 Universidade de Tiffin, 155 Miami Street, Tiffin, Ohio 44883

Houlehan, G.K. Inspetor, aposentado do CCPD. EUA CW3. Consciência cultural

The NCTOA News Archives http://www.nctoa.org (acedido em 12 de maio de 2008)

Keenen, William, DHS / TSA - LTSO Page, AZ 86040

Teoria da Gestão do Genoma de Keenen; Intervenção e Tratamento http://www.cyonic-nemeton.com/genetics.html (acedido em 12 de junho de 2008)

Kozak, Michel, supervisor dos detectives do Departamento de Polícia de Los Angeles e colega de turma

Na revisão de Kozak do rascunho deste documento em arquivo

Lerner, Craig, George Mason School of Law *Suspeita razoável e meros palpites*

http://www.law.gmu.edu/assets/files/publications/working papers/05- 20.pdf

(acedido em 4 de agosto de 2008)

Mihalasky, John. *Uitramind: Uma Nova Forma de Pensar.* 30 de fevereiro de 2008 http://www.ultramind.ws/develop' utilize precognitive abilities.htm (acedido em 7 de junho de 2008)

Mumford, M. Os Institutos Americanos de Investigação

Uma avaliação da visão remota: Investigação e Aplicações

29 de setembro de 1995 http://www.fas.org/irp/program/collect/air1995.pdf (acedido em 21 de junho de 2008)

Palmer, Jeffry R. Ph.D. *The 7 Day Psychic Development Course* 2008 http://ezinearticles.com/?Precognition&id=110079 (acedido em 3 de junho de 2008)

Palmer 2, Jeffry R. Ph.D. *Precognição* 2008

http://www.digitalmediaminute.com/zine/article/95838/ (acedido em 3 de junho de 2008)

Segurança, Governo *Segurança do Governo* 2008

http://govtsecurity.com/news/TSAsSPOTunit/ (acedido em 14 de junho de 2008)

Shuman, E., El Al Airlines Security Procedures,

*As medidas de segurança lendárias do El A' definem as normas do sector_* 3 de outubro de 2001

http://www.israelinsider.com/channels/security/articles/sec 0108.htm

(acedido em 19 de junho de 2008)

Smith, Paul H. *Reading The Enemy's Mind (Ler a mente do inimigo)*

Por dentro do Star Gate: Programa de Espionagem Psíquica da América © 2005

Smith, S., *What Was the Renaissance* 2003 (*O que foi o Renascimento* 2003)

http://www.wisegeek.com/what-was-the-renaissance.htm

(acedido em 4 de agosto de 2008)

Swann, Ingo. *Manual de Visualização Remota de Coordenadas de Visualização Remota* 1986

http://www.cyonic-nemeton.com/RV-contents.html (acedido em 2 de junho de 2008)

Sítio Web **da TSA**. *O que fazemos* em 2008

http://www.tsa.gov/what we do/layers/spot/index.shtm (acedido em 2 de julho de 2008)

O que é que nós sabemos? *Edição Quantum da Toca do Coelho*

© 2006 20th Century Fox POB 900 Beverly Hills CA 90212-0900

© 2004 Captured Light e Lord of the Wind Films, LLC.

GLOSSÁRIO

Antropologia - apareceu pela primeira vez na imprensa em 1593 e tenta compreender como vivem as pessoas, o que pensam, produzem e como interagem nos seus respectivos ambientes, para além do que têm em comum.

Déjà vu - Expressão francesa que significa "já visto"; a sensação de que uma experiência está a ser repetida.

Desinformação - informação deliberadamente enganadora anunciada publicamente ou divulgada.

Epistémico - relacionado com ou envolvendo conhecimento ou cognição: Derivado da epistemologia.

Exosensorial - a interação do cérebro humano com o potencial sensorial externo.

Idiomático - peculiar ou caraterístico de uma determinada língua ou dialeto.

Metafísica - são princípios da realidade que transcendem a ciência pura e dura. A religião é o exemplo mais comum, seguida de outras conceptualizações não empíricas, por exemplo, a energia Chi.

Paradigma - refere-se a um quadro filosófico e teórico de disciplinas científicas no qual são formuladas teorias, leis, generalizações e experiências - Merriam-Webster.

Planck - O físico alemão Max Karl Ernst Ludwig Planck desenvolveu a teoria quântica.

Potenciais - são variáveis quantitativas e não-quantitativas encontradas na física quântica.

Prima facie - é uma prova convincente tão provável que prevalece até ser refutada.

Quantum - partículas elementares de matéria (férmions) dentro da constante de Planck.

Refração - passagem da luz ou do som de uma densidade para outra ou curvatura da luz.

Transcendental - explora e contempla a existência para além das suas "verdades" interpretadas.

Xenofobia - o medo ou desprezo do que é estrangeiro ou desconhecido, especialmente de estranhos e de pessoas que são significativamente diferentes de nós próprios.

SOBRE O AUTOR

Ty Narada fundou a Seven Gates Entertainment em 1986 para promover os seus interesses de produção mediática que incluíam gravação de som e filmes. Em 1991, Ty registou o nome comercial no Estado do Arizona, com a intenção de se expandir para a publicidade, anúncios e projectos audiovisuais relacionados, atualmente em curso.

Com o estatuto de empresa ainda pendente, Ty desenvolveu um fórum de notícias, informações, referências e ligações na Internet em 1995, denominado Cyonic Nemeton, e iniciou operações de correio direto em 1996. Em 1997, a Cyonic Nemeton entrou no ciberespaço como o braço editorial da Seven Gates Entertainment.

Os nossos constituintes incluem congressistas, a rede de serviços secretos, fornecedores de serviços de Internet, recursos de investigação, meios de comunicação social e celebridades do cinema que nos contactam por uma vasta gama de razões.

Em janeiro de 2006, Ty foi admitido na Associação Internacional de Oficiais de Contra-Terrorismo. Em novembro de 2006, a Universidade de Tiffin aceitou Ty no seu programa de Mestrado em Justiça Criminal com ênfase em Segurança Interna.

Em maio de 2008, Ty recebeu o seu diploma MSCJ/HS da Universidade de Tiffin e está a trabalhar no seu doutoramento. Uma versão cibernética desta tese está publicada em http://www.precognitive-interdiction.com - está disponível uma versão a preto e branco.

Em 2013, Ty publicou o seu livro, Vejhon, que está disponível na Amazon:

http://www.amazon.com/dp/1490554734/ref=cm_sw_r_fa_dp_QyEZrb0J5WB91PXV

Vejhon é uma saga de ficção científica em que muitos dos conceitos apresentados nesta tese são apresentados num ambiente fictício.

Ty está no Facebook: http://www.facebook.com/ty.e.narada

http://www.vejhon.com

http://www.cyonic-nemeton.com

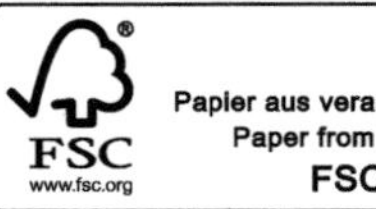

MIX
Papier aus verantwortungsvollen Quellen
Paper from responsible sources
FSC® C105338

Printed by Books on Demand GmbH, Norderstedt / Germany